残疾人精准康复服务行动康复协调员工作手册

看社区故事 学语言障碍康复

中国残疾人联合会 康复部◆编

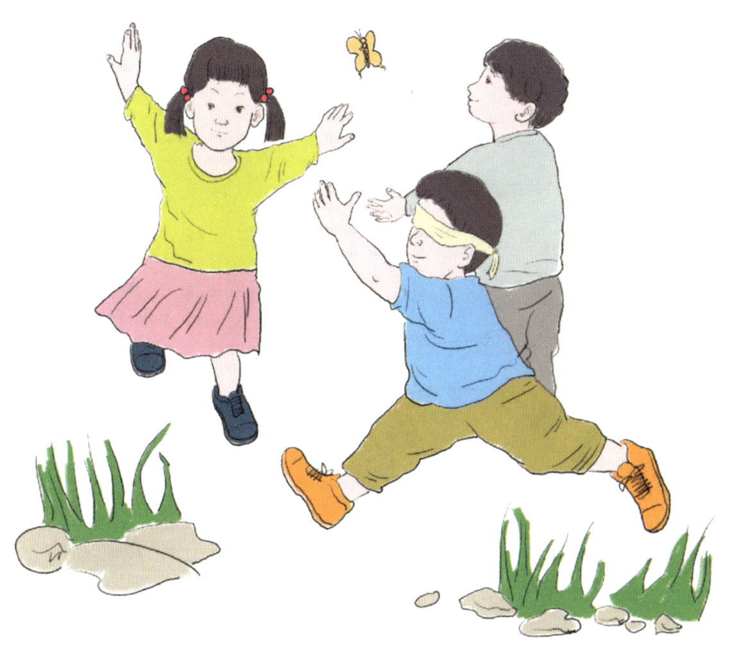

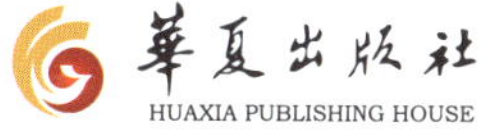

残疾人精准康复服务行动康复协调员工作手册

编辑委员会名单

编　　委

胡向阳　李建军　冯　力　贝维斯　韩纪斌

刘宇赤　郑飞雪

编 写 者（以姓氏笔画为序）

王　维　贝维斯　邓宝仪　李　丹　何　瑶

林　玲　郑飞雪　罗筱媛　罗文波　曹梦安

梁秀贞　魏国荣

鸣　　谢（以姓氏笔画为序）

石孔春　包颖懿　刘红艳　张　栩　张咏诗

况英强　肖少华　陈立吾　林国徽　桂　源

袁方园　黄　恩　常　华

本书作者

邓宝仪

我是一名幼儿园的老师。去年9月，我们园来了几位特殊的孩子，他们都天真可爱，但语言能力各异，而且父母对他们的要求、期望和态度也不同，这对我来说非常具有挑战性。

亮亮是一名4岁的孩子，他活泼好动，可是因为走路不稳，所以常常被留在家里。亮亮很爱说话，但口齿不清，说出的话我们都听不懂，偶尔还会流口水。

小勇已经3岁半了，但还不会说话，经常指手画脚，或发出伊伊呀呀的声音，还常常因为妈妈不明白他的意思而大发脾气。他能辨认很多常用的东西，但是只要给他较长的指令，他就摸不着头脑。

同样是3岁半的慧慧，语言能力不错，但就是不愿意开口，也不喜欢跟别人玩，常常独处一隅。父母对她非常疼爱，她要什么就给她什么，一切事情都替她做好，把她照顾得无微不至。

为了帮助这几名特殊的儿童，给他们以科学的训练，我特意参加了省里举办的特殊儿童语言康复教育培训班，并把学到的技能跟家长们共同尝试、操练，后来这几名特殊儿童在语言上都有了很大的进步呢！

发音不清

在培训班里，我学习到，普通话语音里包括21个声母，39个韵母及4个声调。儿童一般于3岁前学会所有的韵母及声调，并于5岁半左右学会所有的声母。而在学习语言的过程中，一些语音会较早地被掌握，另一些则掌握得较晚。

	90%的儿童能掌握的声母
2岁	（b）（m）
2岁半	（p）（g）（k）（n）（f）（h）（r）
3岁	（t）（x）（d）
3岁半	（l）（q）（j）
4岁	（s）（c）（z）
4岁半	
5岁	（sh）（ch）（zh）

儿童正常语音发展（So&Zhou,1998）

我买了一套简单的语音图卡，里面包含了所有声母及韵母的词汇照片。我用图卡测试亮亮的发音，并与同龄正常孩子进行比较。

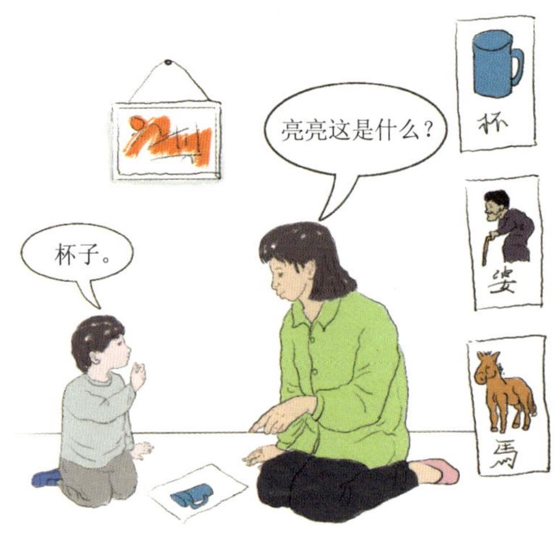

通过简单的测试及家人的日常观察，我们发现亮亮未能掌握“p”及“t”这些声母，属于语言发展迟缓。

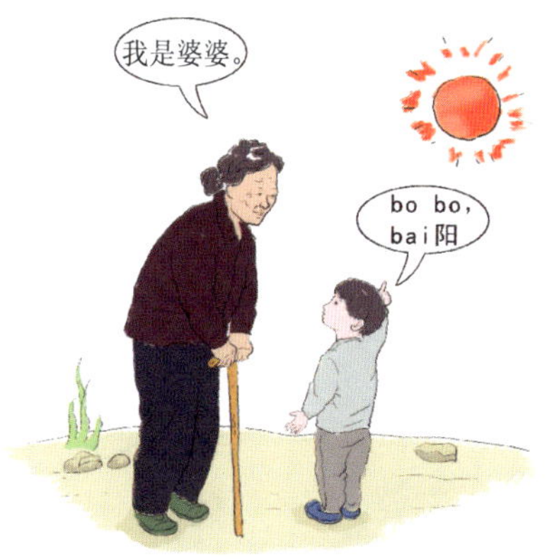

于是，我尝试收集不同的含有“p”及“t”的图卡，帮亮亮在课余时间进行简单的训练。

“p”：婆婆、拍手、跑步、苹果。

“t”：太阳、天空、耕田、糖果。

训练期间，我会以夸张的嘴形做出正确示范，并鼓励亮亮大胆尝试。

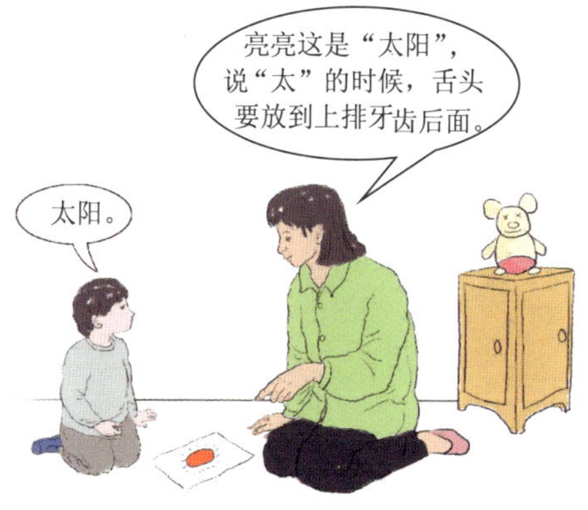

训练语音时可多向儿童做出正确及夸张的示范。

口肌训练（嘴唇）

除了口齿不清，婆婆发现亮亮的口腔肌的功能也比较弱，这也是他流口水的原因所在。

于是我设计了一些简单的嘴唇活动，让婆婆每天在餐前帮助亮亮进行训练，为的是减轻他流口水的症状，同时改善进食及发出唇音的能力。

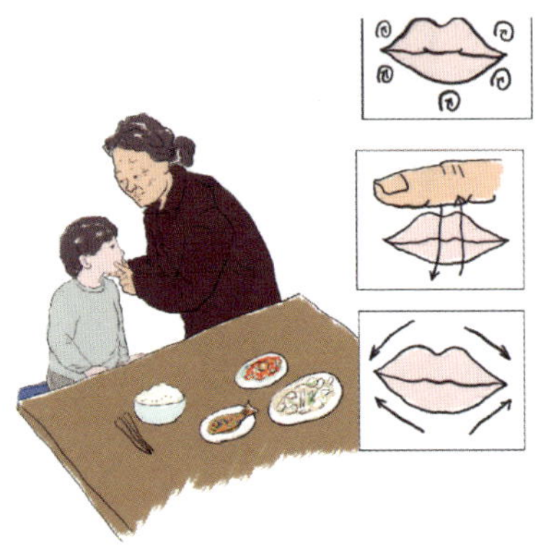

婆婆为亮亮进行嘴唇按摩：加压打转、唇边扫擦、唇上下扫擦。

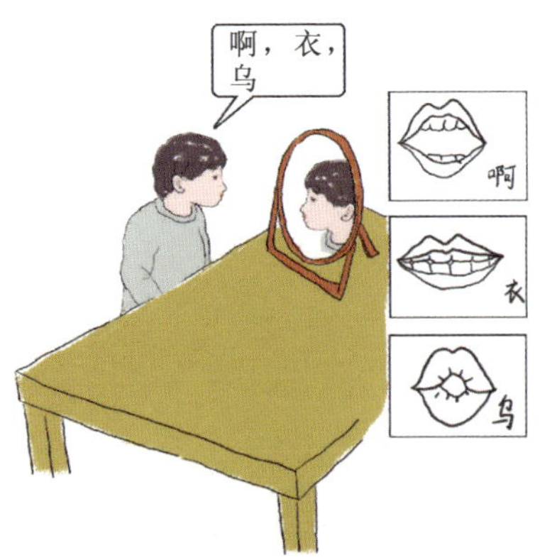

婆婆让亮亮对着镜子，重复说出“啊，衣，乌”，以练习把嘴唇打开、咧开及向前突出的运动。

口肌训练（舌头）

除了双唇的训练之外，舌头的训练也非常重要。舌头的控制能力增强了，吐舌头及流口水的情况就会得到改善，同时还会提升进食及发音的能力。

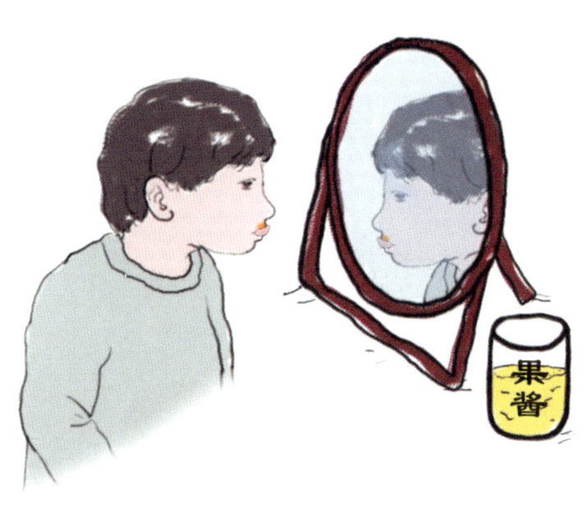

婆婆把果酱涂在亮亮嘴唇的上、下、左、右方，然后鼓励亮亮对着镜子舔食。

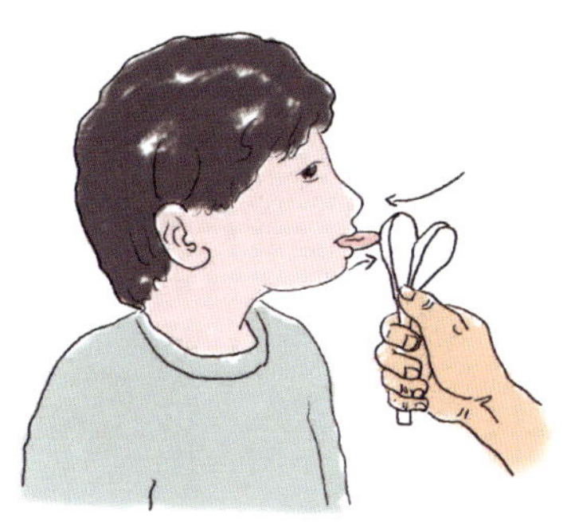

婆婆用一个小勺子放在亮亮的嘴前，让亮亮伸出舌头用力推开，这样可以增强舌头的力度。

口肌训练（咀嚼）

婆婆说，亮亮的咀嚼能力较差，只能吃搅烂或剁碎的食物，拒绝时还会出现不正常的反射动作，如吐舌、咬住餐具不放等。

于是我们制订了一个口肌训练的计划，要通过咀嚼训练来提升亮亮下颌的稳定性，改善吃饭、喝水及吞咽的能力，减轻磨牙症状。

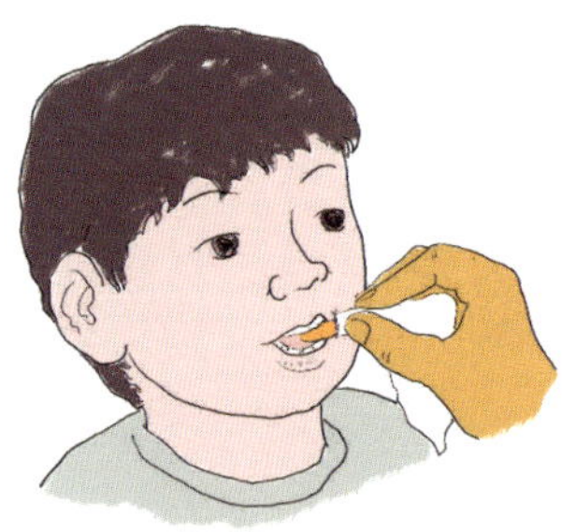

婆婆手持用纱布包裹好的韧性食物（如小块的红薯干、牛肉脯），并把另一端放在亮亮两边的大牙（磨牙）位置；然后鼓励亮亮每边咬5～10次，同时提示他吞下口水。

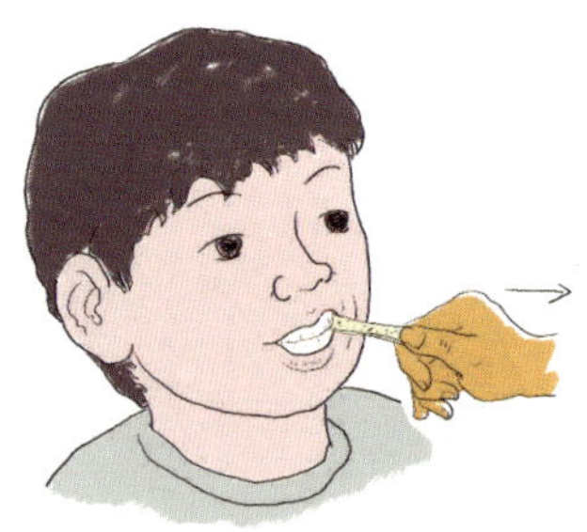

婆婆手持雪糕棒放在亮亮一边的大牙位置，并指示他用力咬住不放。然后婆婆轻轻地向外揪扯棒子，并按照亮亮咬住的力度调整取出棒子的手劲。

口肌训练（吹气）

口肌运动训练看似很枯燥，但只要花点心思，也可以变化出有趣的游戏。

亮亮最喜欢跟我在课余时玩吹气的游戏，利用简单的工具，既能增强孩子唇部及舌肌的控制及活动能力，又能提高孩子的学习兴趣。

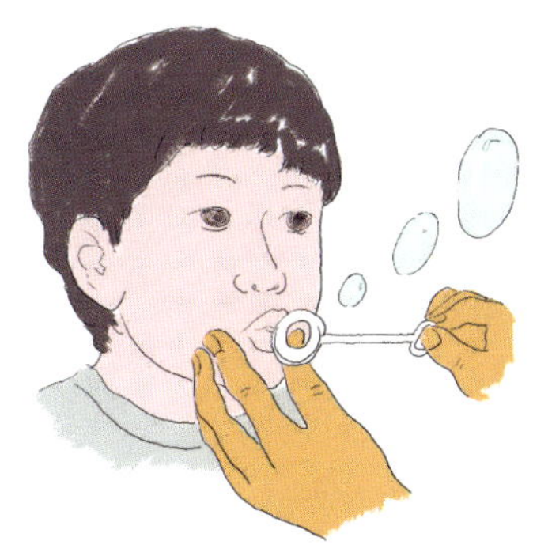

利用泡泡水为亮亮进行吹气练习，当他未能做出圆嘴的动作时，我会轻轻捏着他的脸帮助他。

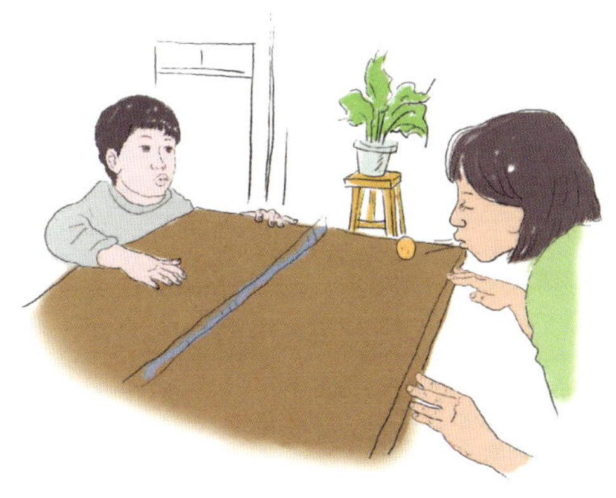

在桌上放一个乒乓球，我们进行有趣的吹球比赛。

口肌训练（吮吸）

吮吸的训练对亮亮也很有帮助，除了可以改善他的口肌能力，同时也能提升他独立喝东西的能力。在家里，婆婆每天都会帮亮亮做不同的吮吸练习。

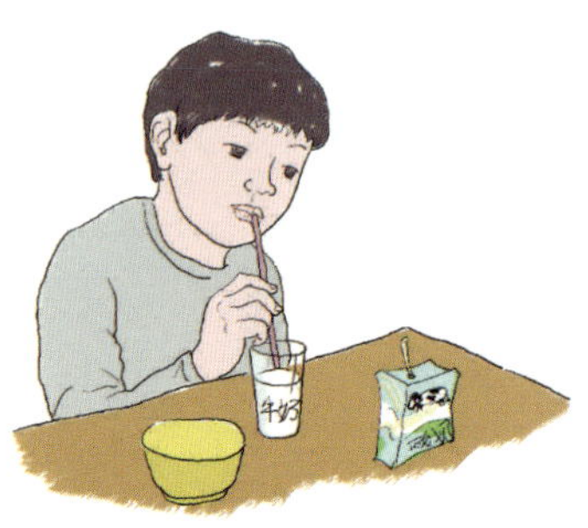

婆婆利用不同黏稠度的食品（牛奶、酸奶、米糊），帮亮亮进行吮吸练习。

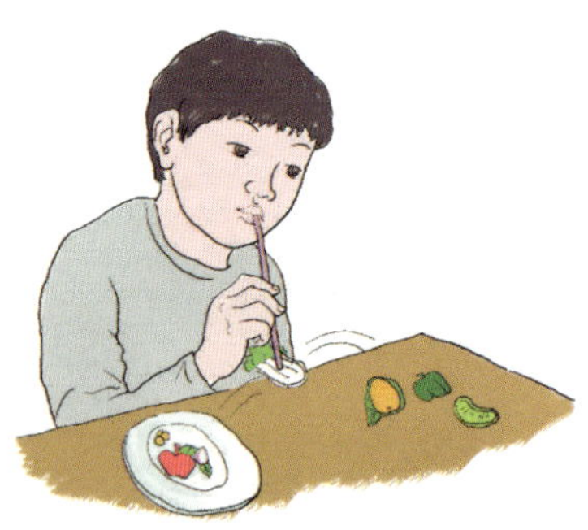

婆婆有时也会在桌上放一些小纸片，让亮亮用吸管把纸片吸到盘子里。

替代沟通（发声训练）

看着亮亮的语言及口肌能力慢慢进步，小勇的妈妈也来找我，要我帮助小勇改善表达能力。小勇由于智力限制及脑部的语言支配功能缺损而不会说话，但他却有很强的沟通意图及需要。于是，我建议小勇妈妈帮孩子进行发音训练，运用更多的有意义的发音，提升他的表达能力。

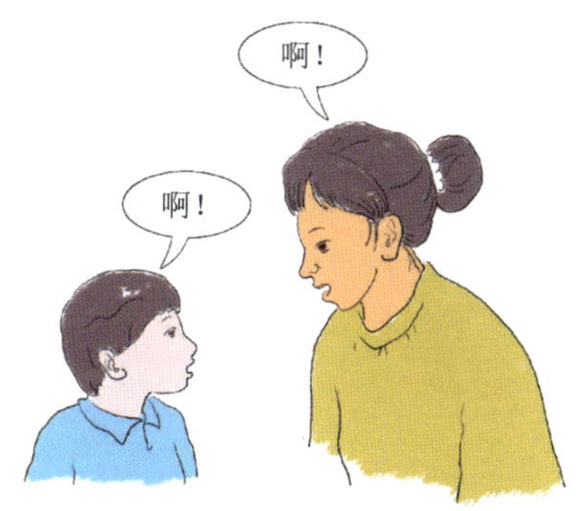

我们首先鼓励小勇模仿不同的简单的韵母: a o e i u ü，并给予他夸张的嘴型示范。

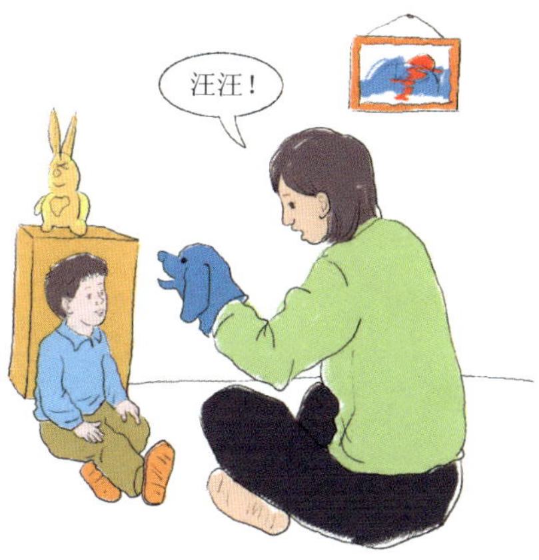

可以通过有趣的游戏，如用玩具车、动物手偶，鼓励小勇模仿不同的声音，如：咪咪、喵喵、呜呜。

替代沟通（手势）

除了发声练习，我跟小勇妈妈一起设计了一些更有意义和更有效果的沟通手势，用来替代小勇的指手画脚。

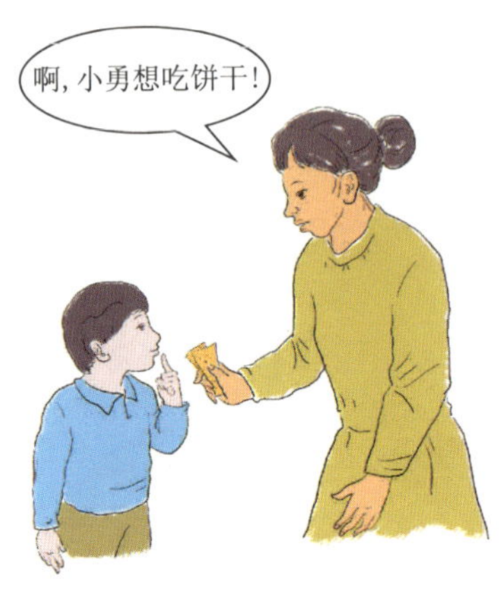

小勇向妈妈指嘴巴，表示想吃妈妈手中的饼干。

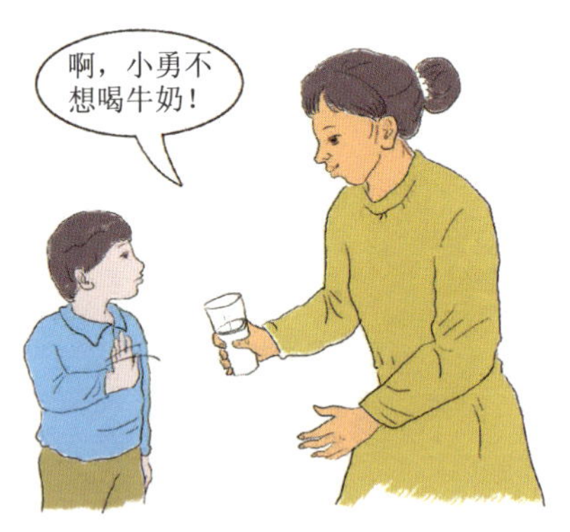

小勇摇手，表示不想喝牛奶。

学会了更多简单的沟通手势，小勇不但可以有效地表达日常生活中的需要，同时也减少了因沟通失误而发脾气的情况，跟家人和同学的关系更加融洽了。

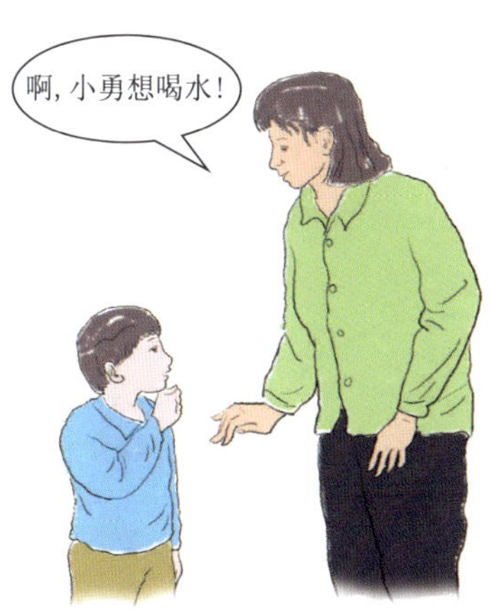

下课后，小勇在嘴边做出握拳的手势，向老师表示想喝水。

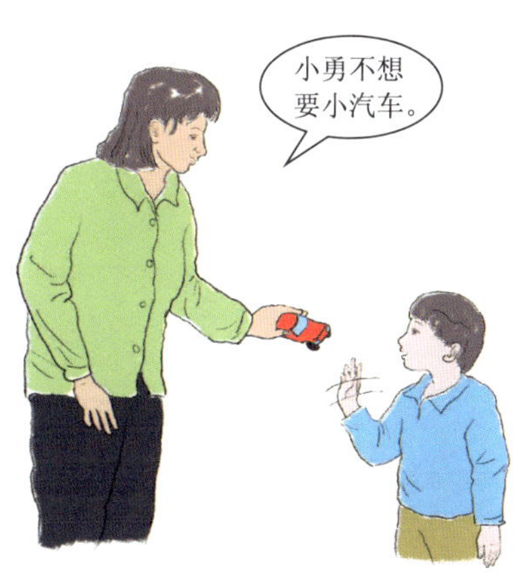

老师出示玩具，小勇摇手表示不想玩。

替代沟通（沟通图册）

为了进一步提升小勇的表达能力，我跟小勇妈妈决定制作一本沟通小图册。

我们分别收集了不同的日常用品图片，包括买一些认字图卡，从杂志或旧书中剪出图片，或者自己用相机拍摄，然后把图片分门别类贴到一本相册里。

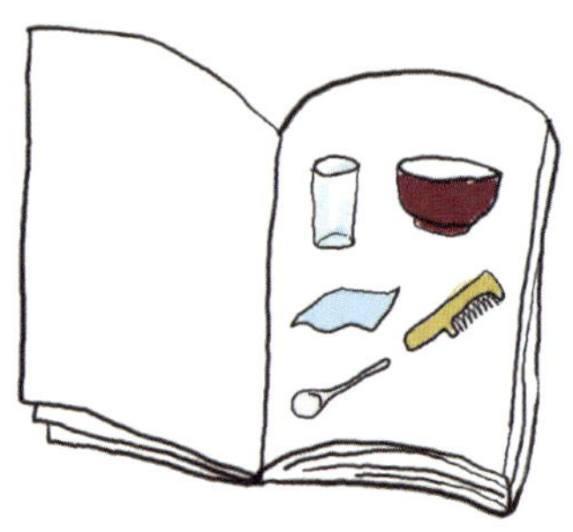

小勇的沟通图册，包含了不同的日常用品图画与照片。

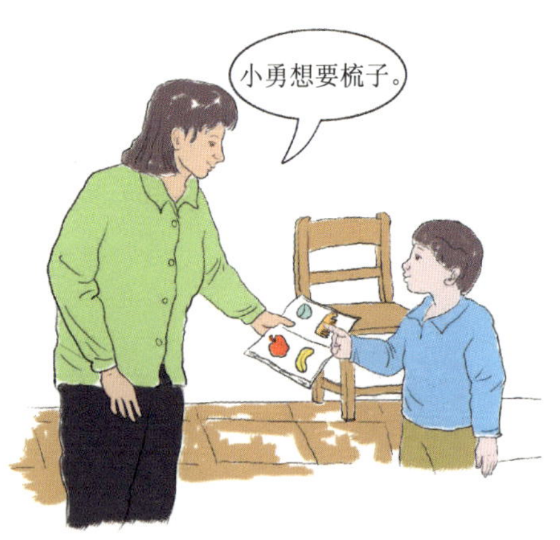

小勇需要哪种物品时，只要指指图片，大人们便会马上满足他。

小勇逐步掌握了沟通图册的用法，小勇妈妈便继续增加沟通图册里图片的品种和数量，一些日常活动的图片也加了进去，小勇学习沟通的内容更丰富了。

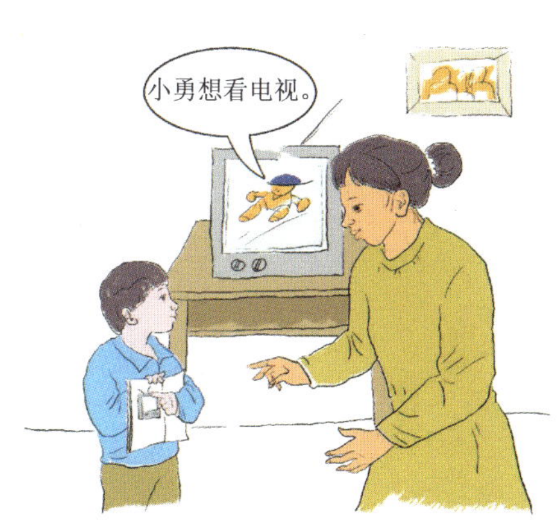

小勇指着沟通图册里的电视图片，向妈妈表示想看电视。

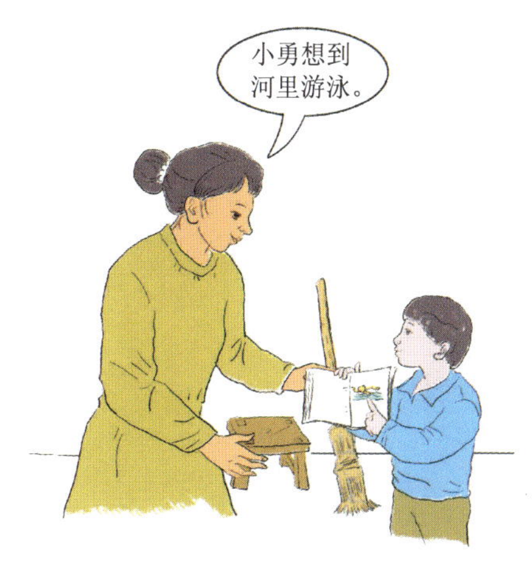

小勇拿出沟通图册并指着游泳的图片，表示想去河里游泳。

创造沟通机会（把孩子想要的东西放高放远）

确定了亮亮和小勇的训练方向，接下来便是慧慧了。

慧慧的沟通意向薄弱，父母又对她宠爱有加，反而剥夺了她沟通的机会。于是我帮慧慧在日常生活中设计了很多沟通的机会，鼓励她运用各种方法来表达。

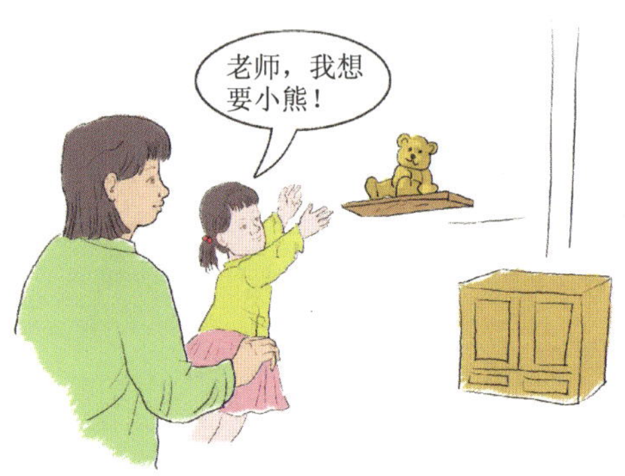

老师故意把慧慧心爱的玩具放在她能看到的高处，慧慧必须用语言向老师要求，才能得到玩具。

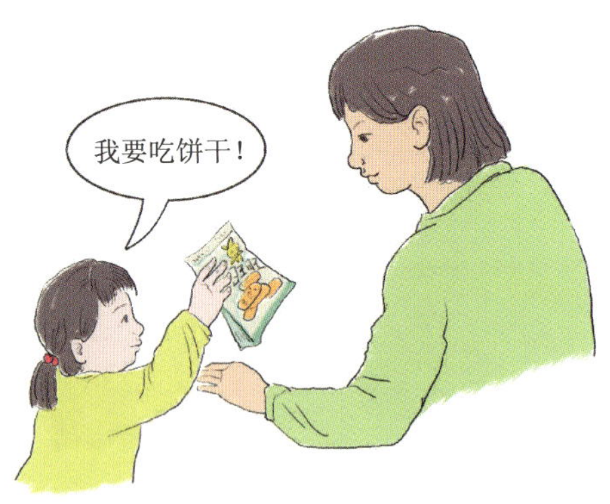

老师又故意把慧慧喜欢吃的饼干放进一个罐子里，慧慧拿不到，便跟老师说：“我要吃饼干！”老师才取出饼干给她。

创造沟通机会（不主动给予帮助并等候）

另外，我也建议慧慧的父母，在慧慧遇到难题时，先不给予帮助，要等着慧慧主动表达，这样才能给她更多运用语言表达的机会。

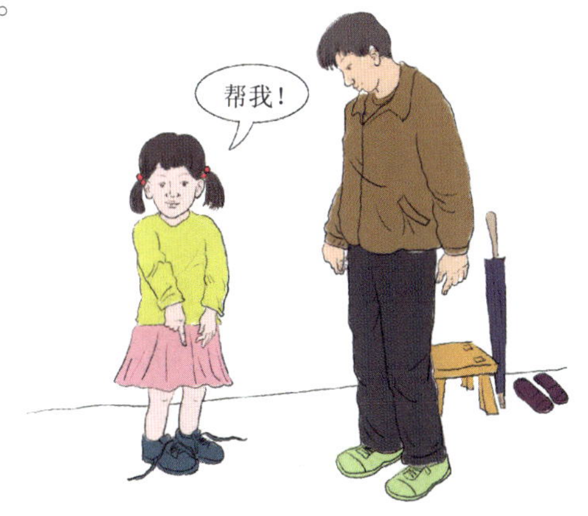

上学时，慧慧未能把鞋带系好，爸爸一直在旁等候着，直到慧慧跟爸爸说："帮我！"爸爸才帮慧慧系好鞋带。

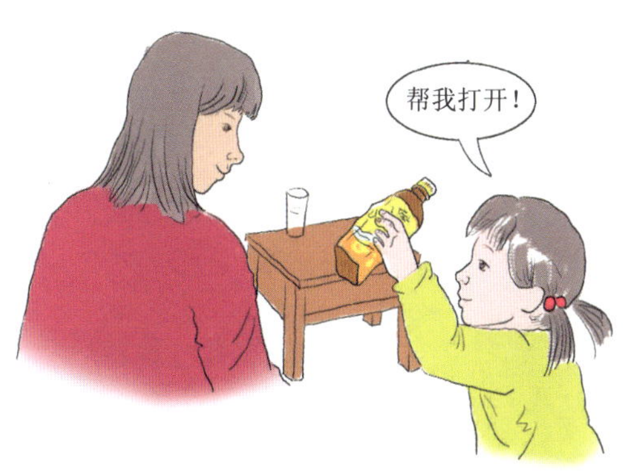

妈妈故意把慧慧最爱喝的冰红茶的盖子拧紧，慧慧打不开，拿着瓶子向妈妈说："帮我打开！"妈妈这才把瓶子打开让她喝。

创造沟通机会（把玩具或食物分成多次给孩子）

我教给慧慧的父母另一个技巧：在日常生活中把食物或玩具等孩子喜欢的东西，分成多次给她，如：把饼干分成小块，每次给予一点点，以增加她向成人表达需求的机会。

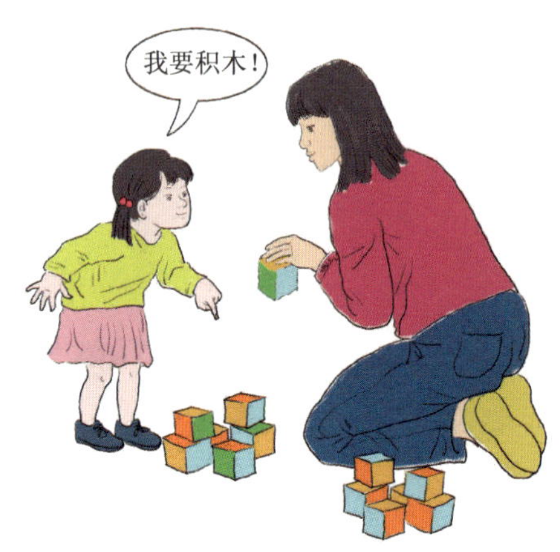

妈妈把积木藏在身后，每当慧慧要积木时，妈妈只给她一块，这样，在整个游戏过程中，慧慧就有多次表达需求的机会。

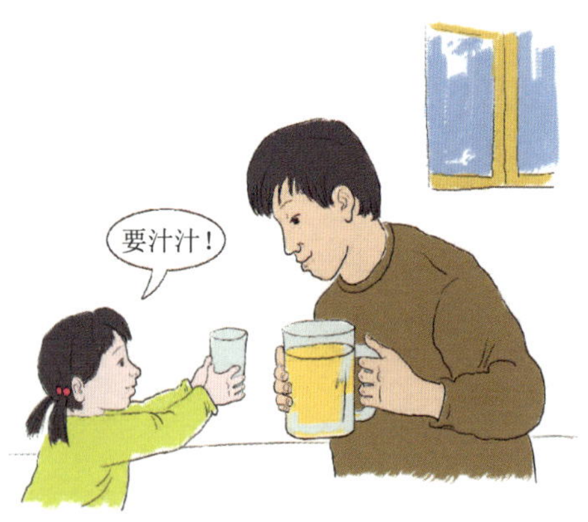

爸爸拿着果汁，慧慧说：“要汁汁！”爸爸给她倒了一点点，而不是一次就给她倒满杯子。

创造沟通机会（故意制造缺失）

为孩子创造沟通的机会，其实对所有语言发育迟缓的孩子都很有帮助。除了慧慧，我也为亮亮和小勇设计了一些情景，让他们多运用不同的沟通方式来表达。

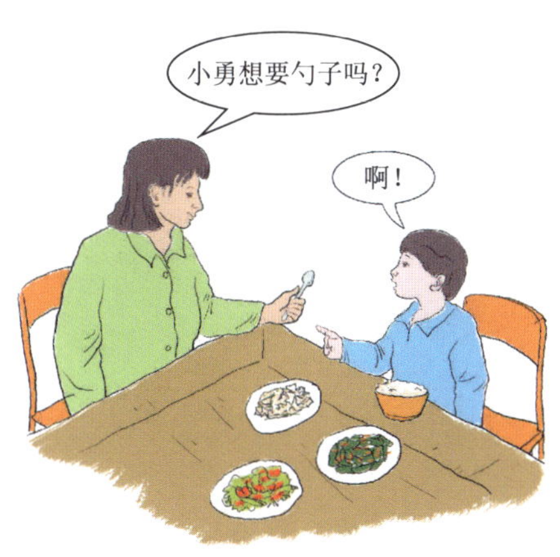

吃饭时，老师把饭菜给小勇，却没有提供吃饭的勺子。于是小勇指着老师手上的勺子发出“啊”声。

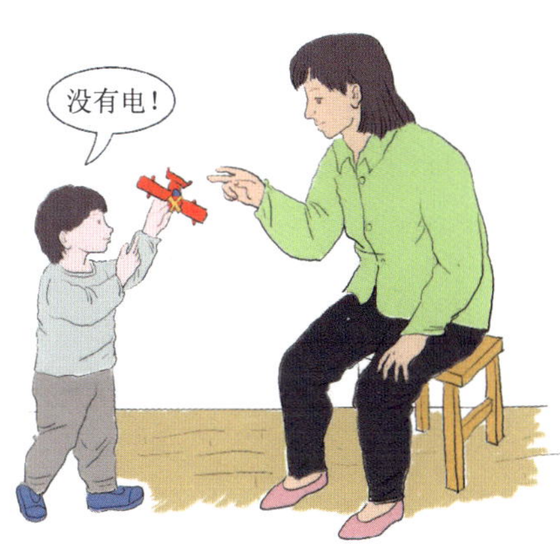

老师给了亮亮一件电动玩具，却没有给他装电池，当亮亮发现玩具不能动时，主动跟老师说：“没有电!”

创造沟通机会（故意制造奇怪及不合理的情景）

故意给孩子制造一些奇怪的情景，也可以诱发他们主动沟通的愿望。下面，看看我们是怎样鼓励儿童主动表达的吧。

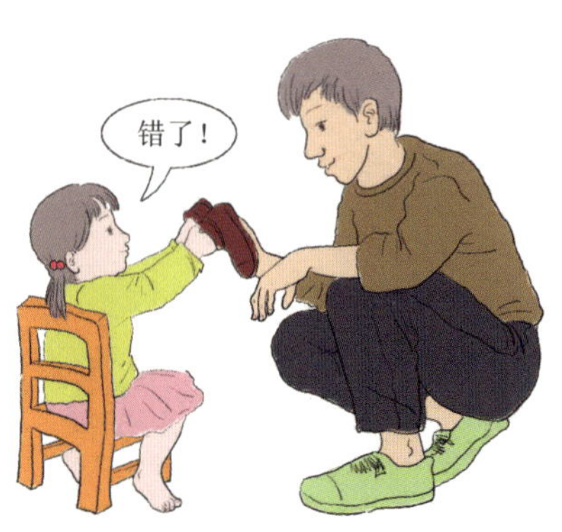

爸爸故意把袜子穿在慧慧的手上。慧慧觉得很有趣，并说：“错了!”于是爸爸再引导慧慧说出：“啊，袜子应该穿在脚上，不是穿在手上。”

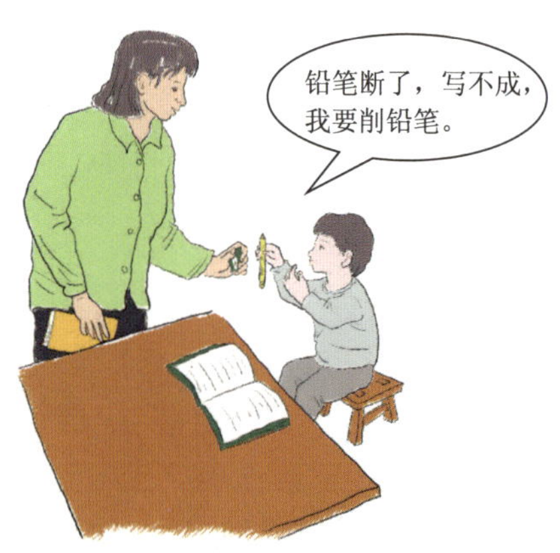

亮亮准备写作业，老师故意给他一支断掉的铅笔，亮亮发现了，跟老师说：“铅笔断了，写不成，我要削铅笔。”

创造沟通机会（让孩子拒绝）

除了教会孩子提出要求外，拒绝也是生活中很重要的表达方式。小勇就因为表达能力差，常常用大哭大闹或发脾气的方式表示拒绝。于是，我们就在日常生活中教他正确的拒绝方法。

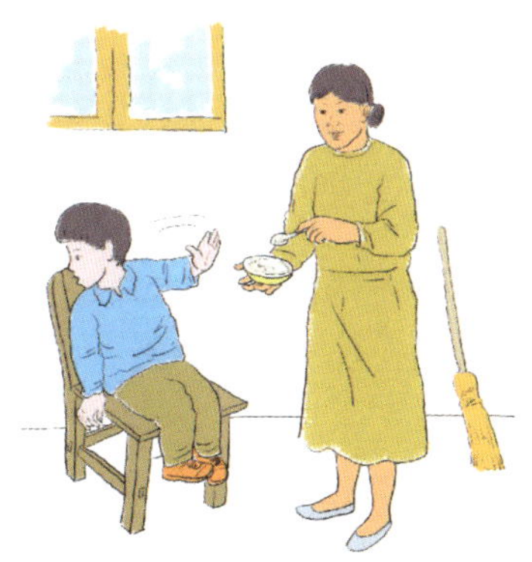

妈妈故意提供一些儿童不喜欢的食物，只要小勇用正确的方法表示拒绝，如摇手或说“不”，妈妈便马上把食物拿走。

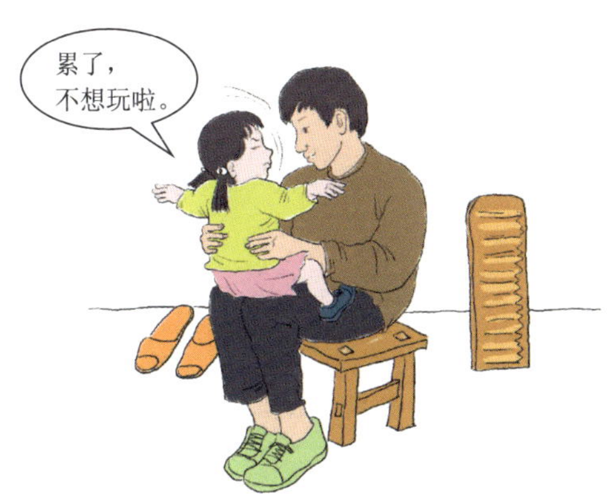

爸爸重复跟慧慧玩搔痒游戏，当发现慧慧表现疲倦或没兴趣时，爸爸引导她说“不玩儿了”，这才结束活动。

创造沟通机会（多给予选择）

在日常生活中，我鼓励家长多给予儿童不同的选择机会，用以促进儿童做出各种表达，在吃饭时提供不同的食物或用具，在游戏时提供不同的玩具及活动。

我们利用收集回来的活动图片制作了简单的选择板，让儿童更有效地进行选择。

休息活动选择表

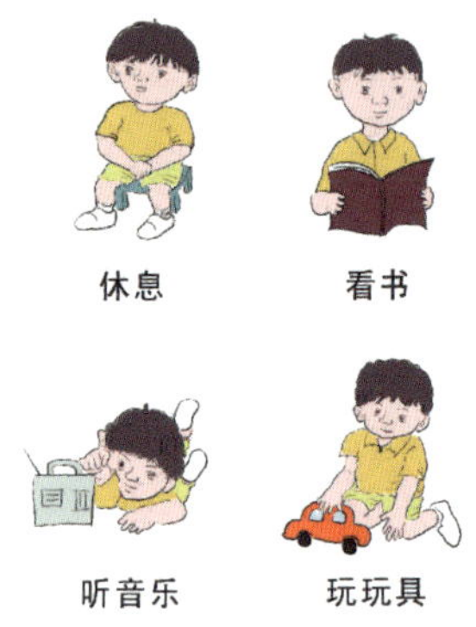

张贴在教室里的选择板，显示孩子们在休息时可以选择的活动：休息、看书、听音乐、玩玩具。

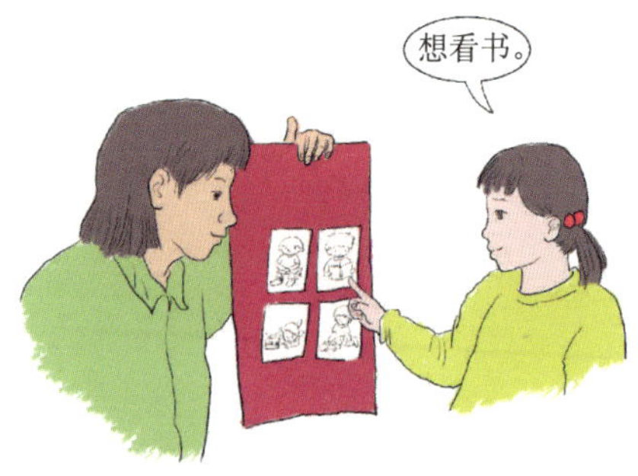

慧慧指着看书的图片，对老师说“想看书”，老师便给她一本她喜欢的图书。

日常生活（吃饭）

除了在幼儿园里训练之外，家中的训练也非常重要，于是我为几位家长举办了一次培训，让他们掌握如何在每天的日常流程中，训练孩子理解与表达。

吃饭的时候，除了让孩子主动表达对食物和餐具的需求之外，也可以提供他不喜欢的食物或不恰当的餐具，为的是让他学会表示拒绝的方法，还可以故意制造缺失、提供不同的选择等，用以增加表达的机会。

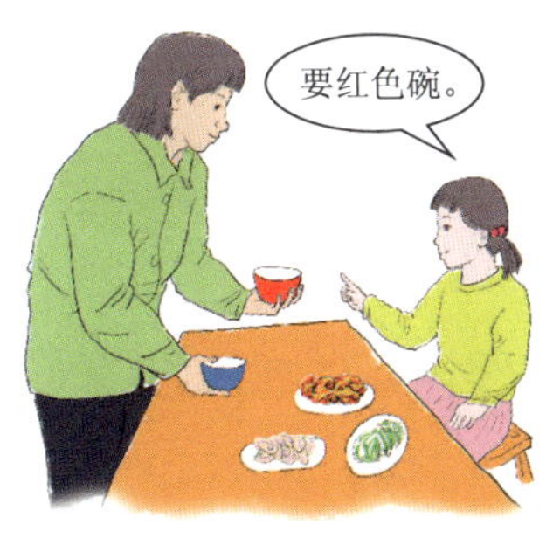

老师在午饭时让慧慧选择喜欢的餐具。

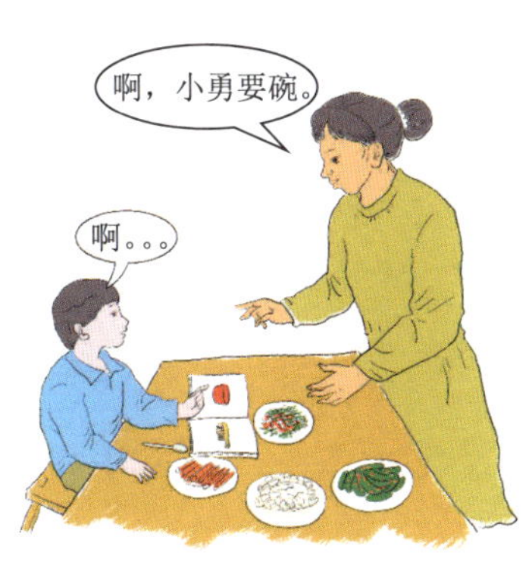

小勇在吃饭的时候，运用沟通图册，要求使用自己喜欢的餐具。

日常生活（上厕所）

小勇不懂表达如厕需要，外出时常会造成很大的麻烦。我建议小勇妈妈先教会小勇表达如厕愿望的方法，如用拍裤子或运用图片表达。

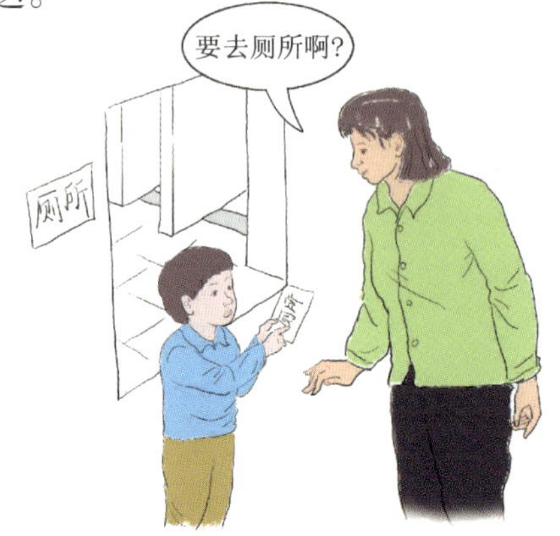

小勇每次如厕前，都必须拿出“上厕所”的图卡，向成人表达后，我们才带他如厕。

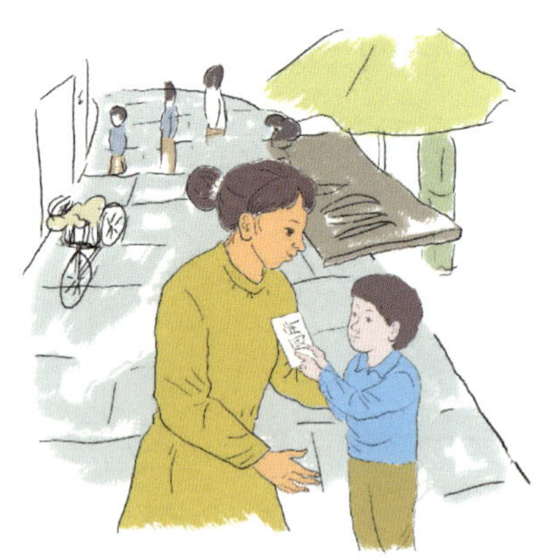

妈妈跟小勇去镇上的时候，总会在他的口袋里放一张“上厕所”的图卡，当他有如厕需求时，便拿出图卡给妈妈看。

日常生活（洗澡）

夏天到了，我建议家长利用给孩子洗澡的机会，帮他们进行不同的沟通训练，如认识不同的身体部位、挑选不同的用品用具、理解与洗澡相关的简单动作。穿衣服时，也要顺便教孩子理解不同的衣物名称或由他们选择自己喜欢的衣服。

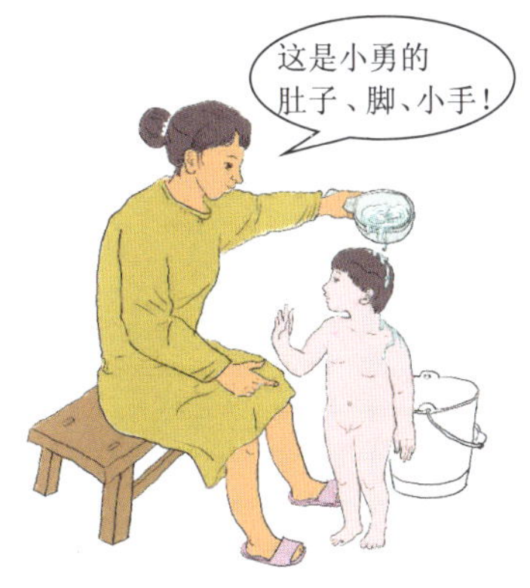

妈妈给小勇洗澡的时候，向他介绍不同的身体部位。

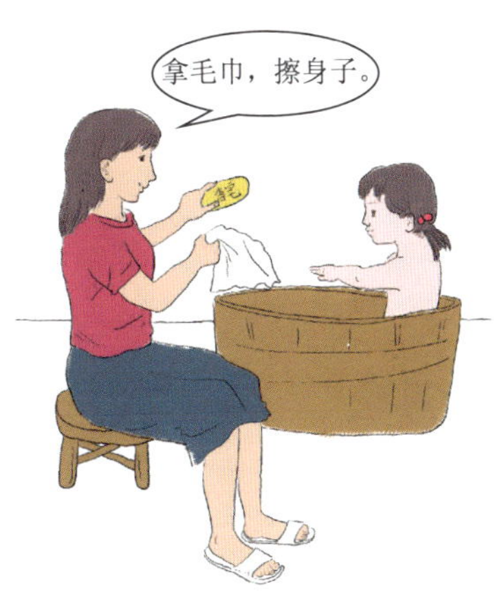

在洗澡的过程中，妈妈让慧慧挑选不同的用品（香皂、毛巾、盆子），理解与洗澡相关的简单动作，如刷盆、擦身子、洗头发、倒水等。

日常生活（外出）

我鼓励家长多带孩子外出活动，让他们认识及探索更多的事物。小勇需要增加对日常用品及活动词汇的认识；亮亮需要扩展视野；慧慧则需要接触不同的人，提高社交能力。

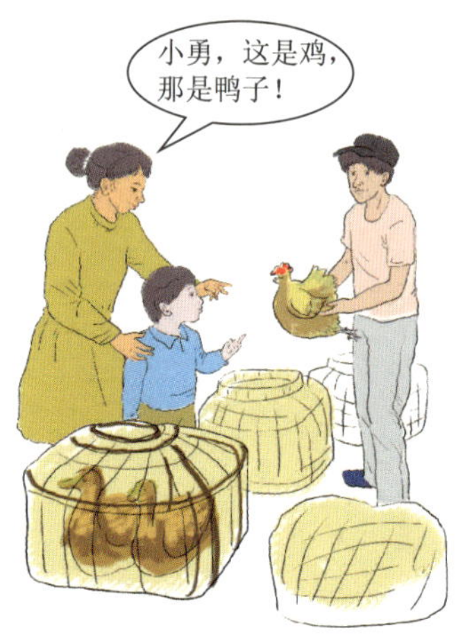

妈妈带小勇去赶集，并让他认识不同的家禽。

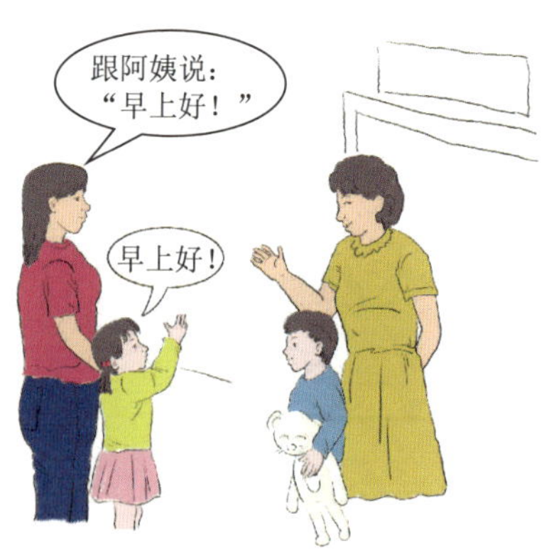

妈妈鼓励慧慧跟邻居打招呼，跟小朋友们一起做游戏。

与孩子沟通的注意事项（等候）

家长培训结束数月后，我到儿童的家里进行随访，发现家长们跟儿童沟通的技巧有了很大的进步。

我看到慧慧的父母改变了焦躁的性格，能够给慧慧充足的时间，等候她做出反应，并细心聆听她的表达。

从前：

你想要什么？
想要洋娃娃吗？
我帮你拿。

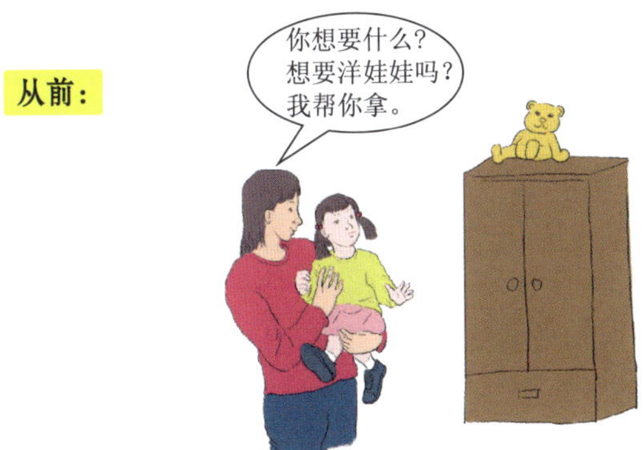

慧慧妈妈并没有给她足够的时间，在儿童表达之前已协助她，反而减少了慧慧表达的机会。

现在：

门铃响了，
爸爸开门！

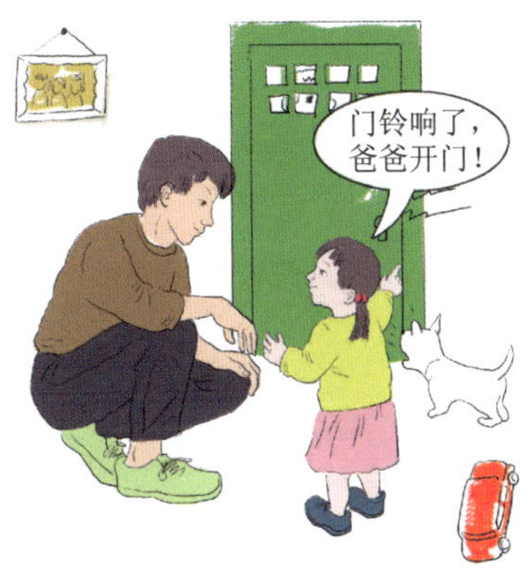

爸爸听到门铃的响声之后，并没有立刻去开门，而是等待慧慧告诉他：“门铃响了，爸爸开门。”

与孩子沟通的注意事项（简单清晰的语句）

小勇妈妈明白自己的孩子理解能力较一般儿童差，不能理解较长指令及复杂的句子，于是改用简单而清晰的短句，并配合环境的提示，来帮助小勇理解不同的指令。

从前：

你又这样，总是
走来走去！快给
我好好坐下来！

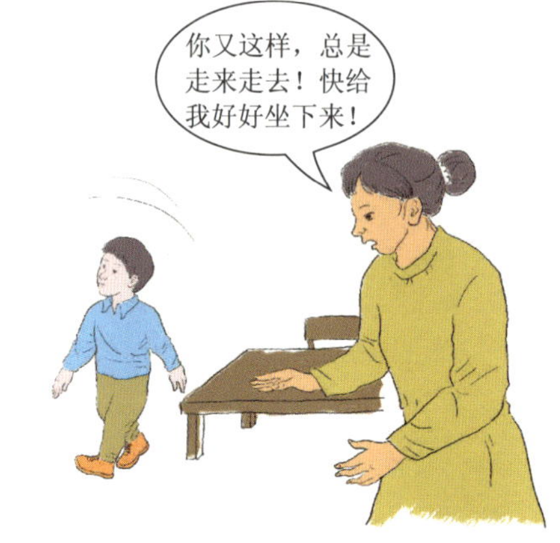

妈妈跟小勇说既复杂又长的指令，小勇摸不着头脑。

现在：

脱鞋子，放柜里！

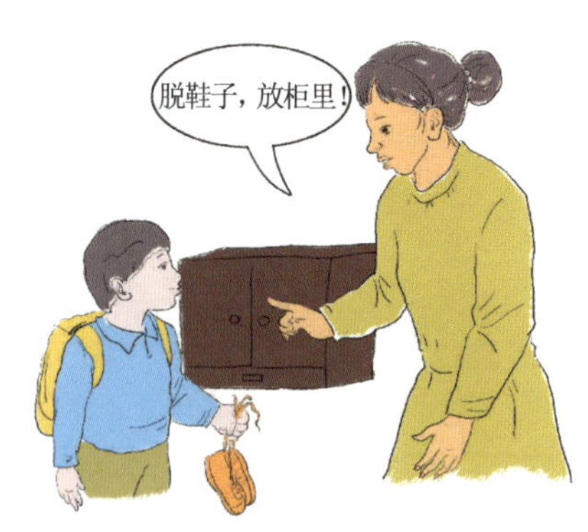

放学回来，妈妈运用简单清晰的指令，配合环境提示，帮助小勇理解。

与孩子沟通的注意事项（描述孩子的举动）

慧慧的父母在与慧慧沟通和玩耍的技巧方面，也有了很大的进步。除了多与慧慧一起玩，还会描述她的举动，包括慧慧正在关注的事物及正在进行的活动，提供更多的语言示范，帮助慧慧建立事物与语言间的联系，提升表达与理解能力。

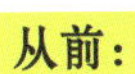

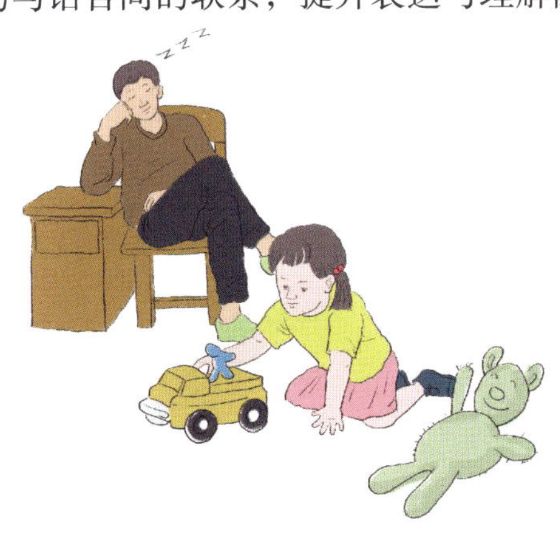

慧慧的爸爸很少跟慧慧一起玩儿，慧慧也自顾自地玩儿，不理会旁人。

现在：

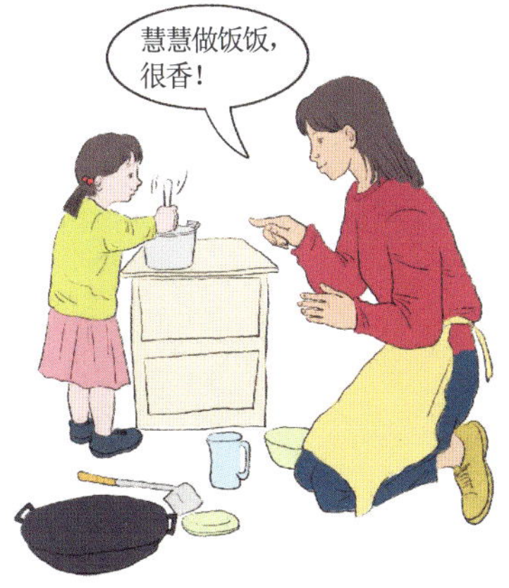

妈妈尽量跟慧慧一起玩儿，并且描述慧慧的举动，增加她的语言输入量和理解能力。

与孩子沟通的注意事项（加长孩子说出的句子）

除了描述孩子正在进行的活动之外，慧慧的父母也经常给慧慧以适当的回应，设法增加慧慧说出的句子的长度，使慧慧把自己的意思表达得更加清晰。

慧慧吃饼干！
吃饼干。

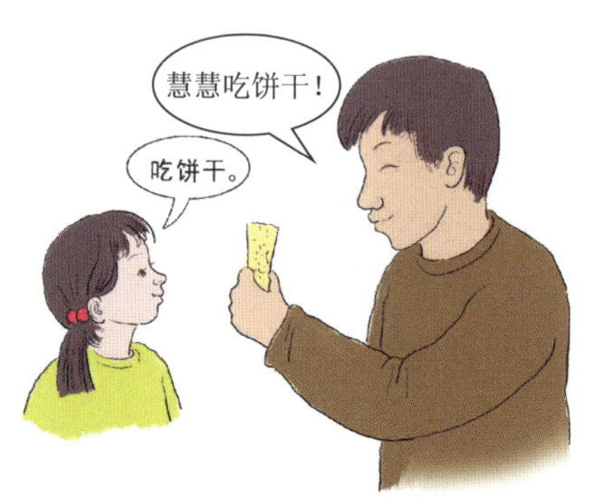

慧慧爸爸注意帮助她扩展语句的长度，给她适当的语言输入和示范："吃""吃饼干""慧慧吃饼干""我家慧慧吃饼干"。

小猪累啦，要睡觉。
小猪睡觉了。

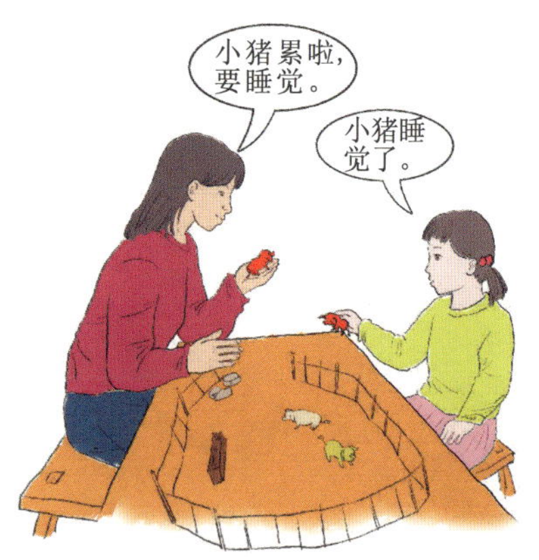

慧慧妈妈也帮助她扩展语句的长度和含义，加入了一些新的相关意思，给慧慧更加丰富的语言示范："睡觉"——"小猪睡觉"——"小猪累啦，要睡觉"。

与孩子沟通的注意事项（避免过多的问题及指令）

亮亮的婆婆从前总会对他发出很多指令和提问，这反倒使得亮亮不能恰当地表达自己。经过培训以后，婆婆已明白应该等候孩子主动表达，或是适当给予开放式的提问，如：“你想做什么？”

从前：

快点放好书包，然
后去厨房拿馒头吃，
吃完写作业！

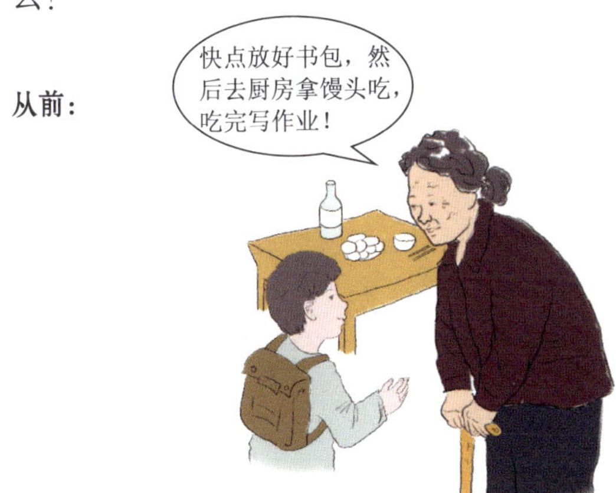

放学回来，婆婆给予亮亮太多的指令，让他没有机会表达。

现在：

亮亮，你
想做什么？
我想先写作业，
之后再吃馒头。

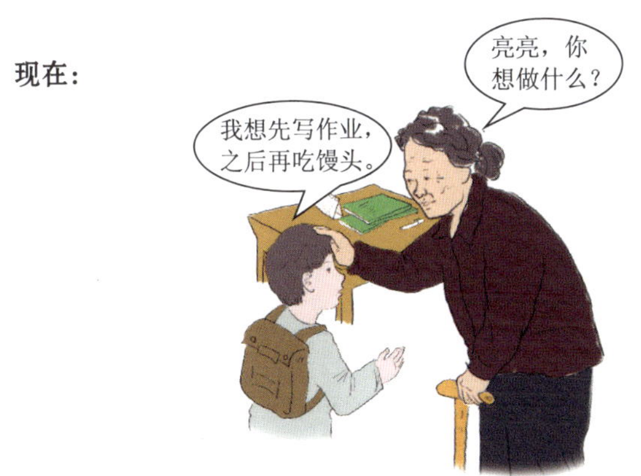

亮亮的婆婆以开放式的提问与亮亮沟通，于是亮亮有了更多的表达机会。

通过游戏学习语言

到郊外去探索自然，让儿童运用看、听、尝、嗅及多种不同的方法，了解各种事物的特点，为语言发展打好基础。做各种各样的集体游戏，玩伴儿也能成为儿童学习语言的伙伴及社交的对象。

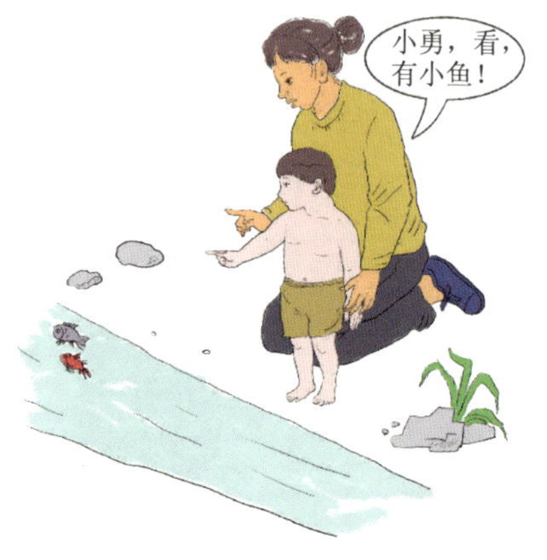

妈妈在假日里带小勇到河里游泳，认识河中及沙滩上的事物。

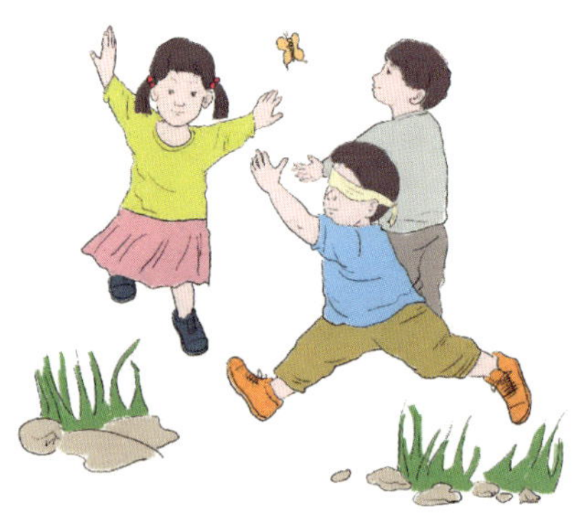

慧慧的父母在空闲时，陪伴她跟小朋友玩捉迷藏，促进她发展社交能力，同时认识不同游戏的规则。

给村医和家长的话

沟通是每个人生活中不可缺少的内容，但是有一些特殊儿童，在沟通能力、语言理解和表达、构音上存在着不同程度的障碍。通过恰当的训练，这些儿童的语言沟通能力可以得到改善。

◎ 运用图卡，帮助发音错误的儿童纠正错音

◎ 帮助口肌能力弱的儿童进行简单的口肌运动

◎ 促进儿童发展理解能力：

运用简单和清晰的指令

给予环境提示

等候儿童的回应

多描述儿童的行为举止

◎ 促进儿童发展表达能力：

多提供表达的机会

把儿童想要的东西放高放远

不主动给予帮助并等候

把玩具或食物分成多次给儿童

故意制造缺失

故意制造奇怪及不合理的情景让儿童拒绝

多给予选择的机会

接受不同的表达方式，如发声、动作、沟通本

◎ 随时随地训练儿童的理解和表达能力

◎ 通过各种各样的游戏，让儿童愉快地学习语言

总结

1. 父母应当多留意儿童日常的理解和表达能力，是否跟同龄的儿童存在差距。只要怀疑发育迟缓，就要及早给予检查和诊断，并且进行适当的训练，改善其沟通能力。

2. 语言发展迟缓和障碍的原因有多种：智力问题、脑部受损、口肌能力弱、遗传或有其他诊断（孤独症、整体发展迟缓、唐氏综合征等），还有一些则原因不明。

3. 无论是什么原因造成的，都可以通过适当的训练提升儿童的理解及表达能力。家长在儿童的成长过程中，扮演着十分重要的角色。父母应当了解儿童的能力及需要，并抱有合理的期望值，为儿童提供最合适的帮助。

4. 玩耍是儿童生活的一大部分，是儿童认识世界的重要途径，玩耍更可以帮助儿童与他人交往，从而在经验中学习。要通过不同的游戏方式和不同种类的玩具，增强儿童的语言能力。除了上述提到的探索性游戏和社交游戏，还可以设计一些简单的情景活动，如家家酒、角色扮演等，让儿童愉快地学习语言。

附 录

0-6岁残疾儿童基本康复服务目录（2019年版）

残疾类别	服务对象	服务项目	服务内容
视力残疾	符合条件的有康复需求的0-6岁视力残疾儿童	康复医疗	纳入当地基本医疗保险支付范围的视力康复医疗项目。
		康复训练	视功能、定向行走、感知觉补偿训练。
		辅助器具	助视器、盲杖等基本型辅助器具适配及使用训练。
		支持性服务	家长康复知识培训及家庭康复训练指导、心理疏导、康复咨询等服务。
听力残疾	符合条件的有康复需求的0-6岁听力残疾儿童	康复医疗	1.人工耳蜗植入手术。 2.其他纳入当地基本医疗保险支付范围的听力康复医疗项目。
		康复训练	听觉言语康复训练。
		辅助器具	1.人工耳蜗适配及使用指导。 2.助听器适配及使用指导。 3.耳模、电池等助听器辅助材料。
		支持性服务	家长康复知识培训及家庭康复训练指导、心理疏导、康复咨询等服务。

0-6岁残疾儿童基本康复服务目录（2019年版）

残疾类别	服务对象	服务项目	服务内容
肢体残疾	符合条件的有康复需求的0-6岁肢体残疾儿童	康复医疗	1.先天性马蹄内翻足等足畸形、脑瘫导致严重痉挛、肌腱挛缩、关节畸形及脱位等矫治手术。 2.其他纳入当地基本医疗保险支付范围的肢体康复医疗项目。
		康复训练	粗大运动功能、精细运动功能、认知能力、语言能力、生活自理能力和社会适应能力等训练。
		辅助器具	假肢、矫形器、轮椅、助行器、坐姿椅、站立架等基本型辅助器具适配及使用训练。
		支持性服务	家长康复知识培训及家庭康复训练指导、心理疏导、康复咨询等服务。
智力残疾	符合条件的有康复需求的0-6岁智力残疾儿童	康复医疗	纳入当地基本医疗保险支付范围的智力康复医疗项目。
		康复训练	认知、生活自理和社会适应能力等训练。
		支持性服务	家长康复知识培训及家庭康复训练指导、心理疏导、康复咨询等服务。
孤独症	符合条件的有康复需求的0-6岁孤独症儿童	康复医疗	纳入当地基本医疗保险支付范围的孤独症康复医疗项目。
		康复训练	沟通和社交能力、生活自理能力、情绪和行为调控等训练。
		支持性服务	家长康复知识培训及家庭康复训练指导、心理疏导、康复咨询等服务。

7岁以上残疾儿童和成年残疾人基本康复服务目录（2019年版）

残疾类别	服务对象	服务项目	服务内容
视力残疾	符合条件的有康复需求的7岁以上视力残疾儿童和成年持证视力残疾人	康复医疗	纳入当地基本医疗保险支付范围的视力康复医疗项目。
		康复训练	定向行走、生活技能及社会适应能力等训练。
		辅助器具	盲杖、助视器等基本型辅助器具适配及使用训练。
		支持性服务	导盲随行外出、心理疏导、社会融合活动、康复知识讲座等服务。
听力残疾	符合条件的有康复需求的7岁以上听力残疾儿童和成年持证听力残疾人	康复医疗	纳入当地基本医疗保险支付范围的听力康复医疗项目。
		辅助器具	助听器适配及使用指导。
		支持性服务	康复指导、心理疏导、手语翻译等服务。
肢体残疾	符合条件的有康复需求的7岁以上肢体残疾儿童和成年持证肢体残疾人	康复医疗	纳入当地基本医疗保险支付范围的肢体康复医疗项目。
		康复训练	日常生活能力、体能、社会适应能力等训练。
		辅助器具	假肢、矫形器、轮椅、助行器、坐姿椅、站立架、生活自助具、护理器具等基本型辅助器具适配及使用训练。
		支持性服务	康复知识与实用训练方法培训、心理疏导、社会融合活动、生活自理和居家护理指导、日间照料等服务。

7岁以上残疾儿童和成年残疾人基本康复服务目录（2019年版）

残疾类别	服务对象	服务项目	服务内容
智力残疾	符合条件的有康复需求的7岁以上智力残疾儿童和成年持证智力残疾人	康复医疗	纳入当地基本医疗保险支付范围的智力康复医疗项目。
		康复训练	认知、日常生活能力、职业康复和社会适应能力等训练。
		支持性服务	康复知识培训、家庭康复指导、心理辅导、社会融合活动、生活自理和居家护理指导、日间照料等服务。
精神残疾	符合条件的有康复需求的7岁以上精神残疾儿童和成年持证精神残疾人	康复医疗	纳入当地基本医疗保险支付范围的精神康复医疗项目（含药物、住院治疗）。
		康复训练	沟通和社交能力、日常生活能力、情绪和行为调控、职业康复、工（农、娱）疗和社会适应能力等训练。
		支持性服务	康复知识培训、家庭康复指导、心理疏导、生活自理和居家护理指导、社会融合活动、日间照料、随访等服务。

后记

按照《残疾人精准康复服务行动计划实施办法》，中国残疾人联合会康复部委托中国康复科学所下设的中国残联社会服务指导中心编制《残疾人精准康复服务行动康复协调员工作手册》。

残疾人协调员长期工作在残疾人服务一线，经常要面对残疾人和家属的各种需求，但由于缺乏专业资源和知识，有时感到心有余而力不足，难以为残疾人提供适切的服务。考虑到残疾人协调员的实际情况，本手册根据多年基层残疾人工作的经验，用通俗易懂的方式选取在社区和家庭可以开展并且实用有效的方法用讲故事的形式娓娓道来，配以简洁明快的图片将以人为本，以社区为基础的康复理念融入其中，重视、鼓励和发挥残疾人的优势和潜能，倡导自我管理，推动改善环境与态度，促进残疾人与家庭和社会的参与和融合。

本手册10本一套，包括偏瘫康复、脊髓损伤康复、脑瘫康复、孤独症康复、盲人定向行走、低视力康复、智力障碍康复、精神残疾康复、语言障碍康复及慢性病的自我管理等，涵盖基层常见障碍类型。在编写过程中不仅组织相关专家多次座谈研讨，同时注重内容的实用性，多次征询基层残疾人工作者、残疾人及残疾人家属的意见，力求“愿意看、看得懂、学得会、可操作”。

本书编写形式是一个尝试，其效果还有待发行后进一步验证。期待能够成为基层残疾人工作者实用的“工具”，为精准康复服务的有效落实、促进残疾人自理自立添砖加瓦。

2020年7月

图书在版编目（CIP）数据

看社区故事学语言障碍康复/ 中国残疾人联合会康复部编. --北京：华夏出版社有限公司，2020.10（2021.1 重印）
（残疾人精准康复服务行动康复协调员工作手册）
ISBN 978-7-5222-0009-5

Ⅰ. ①看… Ⅱ. ①中… Ⅲ. ①语言障碍－康复训练 Ⅳ. ①G762.4

中国版本图书馆 CIP 数据核字(2020)第 167979 号